BEI GRIN MACHT SICH IHR WISSEN BEZAHLT

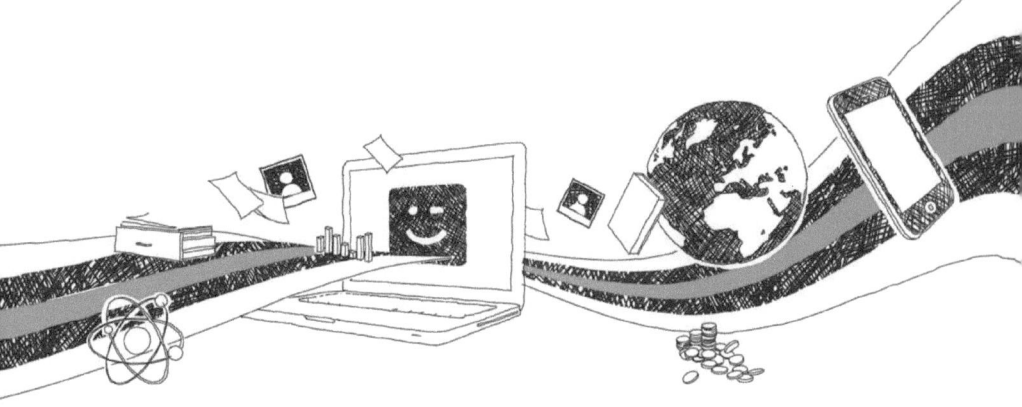
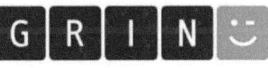

Reinhold Ballmann

Ansätze, Probleme und Verbesserungsmöglichkeiten der Risikokommunikation

GRIN Verlag

Bibliografische Information der Deutschen Nationalbibliothek:

Die Deutsche Bibliothek verzeichnet diese Publikation in der Deutschen National-
bibliografie; detaillierte bibliografische Daten sind im Internet über http://dnb.d-
nb.de/ abrufbar.

Impressum:

Copyright © 2003 GRIN Verlag GmbH
Druck und Bindung: Books on Demand GmbH, Norderstedt Germany
ISBN: 978-3-640-15707-5

Dieses Buch bei GRIN:

http://www.grin.com/de/e-book/16186/ansaetze-probleme-und-verbesserungsmoeg-
lichkeiten-der-risikokommunikation

GRIN - Your knowledge has value

Der GRIN Verlag publiziert seit 1998 wissenschaftliche Arbeiten von Studenten, Hochschullehrern und anderen Akademikern als eBook und gedrucktes Buch. Die Verlagswebsite www.grin.com ist die ideale Plattform zur Veröffentlichung von Hausarbeiten, Abschlussarbeiten, wissenschaftlichen Aufsätzen, Dissertationen und Fachbüchern.

Besuchen Sie uns im Internet:

http://www.grin.com/

http://www.facebook.com/grincom

http://www.twitter.com/grin_com

Universität Bielefeld
Fakultät für Gesundheitswissenschaften
Weiterbildendes Fernstudium Angewandte Gesundheitswissenschaften

Hausarbeit:
Ansätze, Probleme und Verbesserungsmöglichkeiten der Risikokommunikation

Vorgelegt von:
Reinhold Ballmann

Klausen, 12.01.03

Inhaltsverzeichnis

1. Risikokommunikation und Risikomanagement

„Risiko ist die Antwort unserer Kultur auf Ungewissheit und Ungesichertheit. Unser Menschsein wird prinzipiell von Wissenslücken, von Unglücken, von Katastrophen, vom „Schiefgehen" begleitet." (Obermeier (1999) S. 9) Von Risiko lässt sich nur dann sinnvoll sprechen, wenn Einfluss auf die Ungesichertheit ausgeübt werden kann. Gilt dies nicht, handelt es sich um Bedrohungen bzw. Gefahren, denen man ausgesetzt ist. Das deutet bereits auf den fundamentalen Zwiespalt der Risikokommunikation hin: was die einen nur als „Risiko" ansehen, stellt sich für die anderen als „reale Gefahr" dar. Wir unterscheiden zwischen gerichteter Risikokommunikation und „frei floatender" Risikokommunikation (Krimsky et al. (1988)). Frei floatende Risikokommunikation ist eine Grundvariante der Kommunikation moderner Gesellschaften. Sie tritt in unterschiedlicher Gestalt auf: als Gerücht, Pressebericht, PR-Kampagne oder Unternehmensinformation. Diese Form der Risikokommunikation hat oft keine spezielle Zielgruppe und stammt aus verschiedenen Quellen. Im Unterschied dazu bezieht sich gerichtete Risikokommunikation auf alle Kommunikationsprozesse, die sowohl die Identifikation, Analyse, Bewertung und das Management von Risiken als auch die dafür nötigen Voraussetzungen und Beziehungen zwischen den daran beteiligten Personen, Gruppen und Institutionen zum Gegenstand haben. Gerichtete Risikokommunikation ist Teil des Risikomanagements. Sie ist ziel- und zweckbezogen und gemäß dem National Research Council der USA (NRC (1996)) eine Querschnittsfunktion, die den gesamten Managementprozess von der Identifikation und Bewertung der Risiken, über die Entscheidung bis hin zur Risikokontrolle betrifft.

Akteure in diesem Prozess sind sowohl Entscheidungsträger und Wissenschaftler als auch alle interessierten Parteien. Dabei sind bei der Risikoidentifikation, -bewertung, -entscheidung und der Risikokontrolle wissenschaftliche Erkenntnisse mit einem größtmöglichen gesellschaftlichen Wertberücksichtigungspotential (Akademie der Wissenschaften zu Berlin (1992)) zu verknüpfen. Alle Bewertungen – also auch Risikobewertungen - als wesentliche Bestandteile von Managementprozessen stellen einen Vergleich von Soll- und Istwerten dar. Um ein Risiko entweder als 'nicht erheblich', 'akzeptabel' oder als 'nicht tragbar' einstufen zu können, ist ein Maßstab erforderlich. Solche Maßstäbe sind willkürlich. Es wäre also ein Fehler, die Risikobewertung allein auf naturwissenschaftlicher Basis vorzunehmen, die nur das 'So-Sein' feststellen kann. Risikokommunikation wird gebraucht, damit Wissenschaft und Werte gleichermaßen Berücksichtigung finden.

2. Theorien und Modelle der Kommunikation

Kommunikation ist der Pulsschlag jeder Gesellschaft. Gleichgültig, welches Medium verwandt wird, bindet Kommunikation die Menschen oder entzweit sie. Selbst der Dissens wird kommuniziert und Zwistigkeiten besonders heftig. Bei dieser elementaren Bedeutung von Kommunikation für unsere Gesellschaft liegt es nahe, sich die einzelnen Modelle der Kommunikation näher zu betrachten. Im Folgenden soll kurz auf verschiedene Theorien und Modelle eingegangen werden.

3

2.1 Die Informationstheorie von Claude E. Shannon

Basis der Informationstheorie Shannons sind seine frühen Arbeiten auf dem Gebiet der Nachrichtentechnik um 1930. Der Prozess der linearen Signalübertragung wird von Shannon wie folgt charakterisiert:
Die Nachrichtenquelle wählt aus einem Set möglicher Nachrichten eine gewünschte aus. Bei der Nachrichtenquelle kann es sich sowohl um Maschinen als auch um Lebewesen handeln. Die Art der Nachricht kann ebenfalls unterschiedlicher Natur sein: gesprochene oder geschriebene Wörter, Bilder, Laute etc..

Der Sender transformiert die Nachricht in Signale, die für die Übertragung durch einen Kanal geeignet sind. Man spricht hierbei von der Kodierung der Nachricht.
Der Kanal ist das Übertragungsmedium (Schall, Licht, elektromagnetische Wellen etc.), um die Signale vom Sender zum Empfänger zu übermitteln. Während der Übertragung können nicht gewünschte Veränderungen (Störungen) aus einer Störquelle auf das Medium einwirken, die das Signal verrauschen.
Der Empfänger als umgekehrter Sender empfängt das u.U. verrauschte Signal und hat die Aufgabe, aus dem Signal die Nachricht zurückzukonstruieren oder besser gesagt, zu dekodieren und das dekodierte Signal an das Nachrichtenziel weiterzuleiten.
Als Nachrichtenziel können wiederum sowohl Menschen als auch Maschinen fungieren, für die die Nachricht bestimmt war. (Krallmann et al. (2001))

2.2 Die Kybernetik von Norbert Wiener

Die Kybernetik Norbert Wieners ist eine Weiterentwicklung des oben vorgestellten linearen Sender-Empfänger-Modells.
Damit sich Kommunikation im erweiterten Sinne als wechselseitiger Prozess überhaupt entwickeln kann, ist eine Rückkoppelung zwischen Empfänger und Sender notwendig. Der Sender muss den Effekt seiner Mitteilung erkennen können; nur dann wird er auch weiter die angewendete Kommunikationsform anwenden. Die von dem amerikanischen Mathematiker Norbert Wiener begründete Kybernetik beschäftigt sich mit der Betrachtung komplexer Rückkoppelungsmechanismen – also speziellen zyklischen Strukturen in Systemen – wie sie auch bei der Kommunikation vorhanden sind (Naschold (1988)).

2.3 Die Transaktionstheorie der Kommunikation von Raymond A. Bauer

Raymond A. Bauer geht in seiner Transaktionstheorie der Kommunikation – anders als bei den beiden bereits vorgestellten, eher einbahnigen Modellen - von Kommunikation als einem zweiseitigen Prozess aus. Bei diesem zweiseitigen Prozess kommuniziert nicht nur der Sender aktiv, sondern auch der oder die Empfänger nehmen aktiv am Kommunikationsprozess teil, wodurch - ähnlich wie bei Wieners Ansatz - eine Rückkopplung entsteht. „Das Publikum reagiert nicht passiv auf Informationen, sondern ist in eine Entscheidungssituation gestellt, es wählt nach seinen Bedürfnissen für seine Zwecke bestimmte Informationen aus und vernachlässigt andere." (Naschold (1988) S. 63) Da aber nicht nur der Sender oder Kommunikator einen bestimmten Zweck mit der Verbreitung der Information verfolgt, sondern der Empfänger ebenfalls die Aufnahme der Informationen für seine Zwecke selektiv vornimmt, entsteht ein gegenseitiges Nutzen-

4

kalkül, wodurch die Kommunikation langfristig nur dann aufrecht erhalten werden kann, wenn beide Seiten Nutzen daraus ableiten können. Kurz- und mittelfristig ist jedoch auch eine dominante Stellung eines der Kommunikationspartner möglich (Schreiber (1990)).

2.4 Die Axiome der Kommunikation von Paul Watzlawick

Der Axiome der Kommunikation nach Watzlawick beschreiben wichtige Aspekte der Kommunikation aus Sicht der Sozialpsychologie.

1.   Axiom: „Man kann nicht nicht kommunizieren."
(Watzlawick et al. (1996) S. 53) Das Material jeglicher Kommunikation sind nicht nur Worte, sondern alle paralinguistischen Phänomene (Tonfall, Schnelligkeit oder Langsamkeit der Sprache, Pausen, Lachen und Seufzen), Körperhaltung, Ausdrucksbewegungen (Körpersprache) kurz, Verhalten jeder Art. Wenn alles Verhalten jedoch in einer interpersonalen Situation Mitteilungscharakter hat, also Kommunikation ist, so folgt daraus, dass man nicht nicht kommunizieren kann. Dies gilt auch dann, wenn Kommunikation nicht bewusst, absichtlich oder erfolgreich ist.

2.   Axiom: „Jede Kommunikation hat einen Inhalts- und einen Beziehungsaspekt, derart, dass letzterer den ersten bestimmt, und daher eine Metakommunikation ist."
(Watzlawick et al. (1996) S. 56) Dazu ein Beispiel: Frau A fragt Frau B: „Sind die Perlen echt?" Frau B kann nun die Frage auf der Inhaltsebene auffassen, sie sich direkt auf den Sachverhalt der Echtheit der Perlen bezieht. Auf der Beziehungsebene aufgefasst, kann Frau B verstehen, dass Frau A ihr gegenüber Neid oder Bewunderung zum Ausdruck bringt. Dies ist ein gutes Beispiel für den Konstruktivismus nach Watzlawick, da Frau A Frau B auf der Inhaltsebene anspricht, Frau B sich aber auf der Beziehungsebene angesprochen fühlt. Somit sehen beide jeweils nur ihre Realität, was in ihrer Kommunikation zu Störungen führen kann.

3.   Axiom: „ Jedes Ereignis innerhalb des Kommunikationsablaufes kann gleichzeitig Reiz, Reaktion und Verstärkung sein."
(Watzlawick et al. (1996) S. 57) Auch hierzu ein Beispiel: Eine Ehefrau nörgelt ständig an ihrem Ehemann herum, da sich dieser nach ihren Angaben bei Konfliktsituationen immer zurückziehe. Der Mann hingegen gibt an, er ziehe sich deshalb zurück, weil seine Frau immer nur nörgele. Im wesentlichen erweisen sich ihre Streitereien als monotones Hin und Her der gegenseitigen Vorwürfe. Beide Partner nehmen ihr Verhalten nur als Reaktion auf das Verhalten des anderen wahr, ohne zu sehen, dass sie mit ihrem Verhalten das Verhalten des anderen bedingen. Beide interpunktieren den Kommunikationsablauf gemäß ihrer subjektiven Realitätswahrnehmung.

4.   Axiom: „Menschliche Kommunikation bedient sich digitaler und analoger Modalitäten."
(Watzlawick et al. (1996) S. 67) Objekte können auf zwei verschiedene Arten zum Gegenstand von Kommunikation werden. Sie lassen sich entweder durch Analogie (z.B. eine Zeichnung) oder durch einen Namen darstellen. Ein Beispiel für eine digitale Ausdrucksweise: Das Wort „Hund" benennt ein bestimmtes Tier, jedoch stehen die Buchstaben „h", „u", „n" und „d" in keiner Beziehung zu dem benannten Tier, es besteht nur ein semantisches Übereinkommen für die Beziehung zwischen Wort und Objekt. Digitales Mitteilungsmaterial ist viel komplexer, vielseitiger und abstrakter als analoges. Da jede Kommunikation einen Inhalts- und einen Beziehungsaspekt hat, wird deutlich, dass die digitalen und analogen Kommunikationsweisen nicht einfach neben-

einander bestehen, sondern sich in jeder Mitteilung gegenseitig ergänzen. Daher ist die Vermutung zulässig, dass der Inhaltsaspekt digital übermittelt wird, der Beziehungsaspekt vorwiegend analoger Natur ist.

5. **Axiom: „Kommunikationsabläufe sind symmetrisch, wenn die Beziehung zwischen den Kommunikationspartnern auf Gleichheit beruht oder komplementär, wenn sie auf Ungleichheit beruht."**
(Watzlawick et al. (1996) S. 71) Dieses fünfte und letzte von Watzlawick aufgestellte Axiom bezieht sich mehr auf die Verhaltensebene zwischen den Kommunikationspartnern. Symmetrische Beziehungen zeichnen sich durch Streben nach Gleichheit und Verminderung von Unterschieden zwischen den Partnern aus, während komplementäre Interaktionen auf sich gegenseitig ergänzenden Unterschiedlichkeiten beruht. In der komplementären Kommunikation gibt es zwei verschiedene Positionen: Ein Partner nimmt die sogenannte superiore, primäre Stellung ein, der andere die entsprechend inferiore, sekundäre. Diese Begriffe, dürfen nicht mit „gut" oder „schlecht", „schwach" oder „stark" verwechselt werden. Komplementäre Beziehungen beruhen auf gesellschaftlichen oder kulturellen Kontexten (wie z.b. im Fall von Mutter – Kind, Arzt – Patient, Lehrer – Schüler)

2.5 Die Theorie des kommunikativen Handelns von Jürgen Habermas

Habermas stellt in seiner Handlungstheorie verschiedene Modelle des Handelns vor. Zunächst unterteilt er in strategisches und kommunikatives Handeln.
Das strategische Handlungsmodell ist stark manipulativ und erfolgsorientiert. Die Sprache dient in erster Linie der Realisierung des angestrebten Handlungsziels. Der Sender wirkt aufgrund individueller, am Erfolg der Handlung orientierter Verfahren steuernd auf seinen Kommunikationspartner ein (Habermas (1987)).
Habermas unterteilt weiter das kommunikative Handeln in drei reine Typen. Je nachdem, welche Sprechakte, Geltungsansprüche und Weltbezüge in verständigungsorientierter Einstellung bedient werden, stehen normatives, dramaturgisches und kommunikatives Handeln im engeren Sinne analytisch nebeneinander.
Das kommunikative Handlungsmodell im engeren Sinne hat den Zweck, innerhalb einer sozialen Gruppe eine kollektive Verständigung zu schaffen, die dazu dient, Handlungspläne gemeinsam umsetzen zu können (Habermas (1987)).
Normenreguliertes Handeln bezieht sich auf Mitglieder einer sozialen Gruppe, die ihr Handeln an gemeinsamen Werten orientieren. Alle Mitglieder einer Gruppe, für die eine bestimmte Norm gilt, dürfen in bestimmten Situationen voneinander erwarten, dass die jeweils gebotenen Handlungen ausgeführt oder unterlassen werden. Normenreguliertes Handeln setzt ebenfalls Sprache voraus, um damit einen normativen Konsens an kulturellen Werten zu aktualisieren und gleichzeitig interpersonale Beziehungen herzustellen. (Habermas (1987), Krallmann et al. (2001)).
Innerhalb des dramaturgischen Handlungsmodells dient die Sprache als Medium zur Selbstdarstellung des Kommunikators. Dabei steht nicht der Inhalt der Information im Vordergrund, sondern der Sprecher selbst und seine persönliche Ansicht (Habermas (1987)).
Um diese Handlungsmodelle umsetzen zu können, müssen zwei wesentliche Risiken vermieden werden. Zum einen sollte dem Risiko des Fehlschlagens der Verständigung, zum anderen dem Risiko, dass der Handlungsplan selbst fehlschlägt, ausgewichen werden (Krallmann et al. (2001)).

2.6 Gerold Ungeheuers anthropologische Kommunikationstheorie

Das menschliche Individuum nimmt in Gerold Ungeheuers Kommunikationstheorie einen zentralen Stellenwert ein. Dies ist in insofern berechtigt, als Kommunikation eine Sozialhandlung zwischen Menschen bezeichnet. Ungeheuer geht davon aus, dass zwischenmenschliche Kommunikation prinzipiell unzuverlässig ist. Diese Unzuverlässigkeit beruht auf der Innen-Außen-Dichotomie, der Teilung in Innen- und Außenwelt. Die Innenwelt beschreibt das subjektive Begreifen der Welt und die individuellen Vorstellungen einer Person. Sie ist bei jeder Person anders beschaffen. Als Außenwelt wird die Realität bezeichnet, die jedoch von jedem Individuum aufgrund seiner Innenwelt anders begriffen wird. „Kommunikationen sind Veranstaltungen von Sprechern, die beabsichtigen, Hörer bestimmte innere Erfahrungen, Erfahrungen des Verstehens, vollziehen zu lassen. Die verstehende Erfahrung, auf welche die Kommunikation abzielt, ist die innere Handlung des Hörers; die Intention des Sprechers auf das Hörerverstehen ist ebenso innere Erfahrung, ist innere Handlung des Sprechers." (Ungeheuer (1987) S. 47). Kommunikation stellt folglich eine Vermittlung der Innenwelt mit Hilfe verschiedener Mittel in die Außenwelt dar. Es ist daher nicht zwingend vorgegeben, dass Kommunikation gelingt. Dies resultiert aus der Tatsache, dass der zu vermittelnde Teil der Innenwelt nicht verstanden werden könnte, auch wenn sich beide Kommunikationspartner mit Hilfe derselben Mittel wie einer gemeinsamen Sprache verständigen. (Ungeheuer (1987), Krallmann et al. (2001)).

2.7 Die sozialbehavioristische Kommunikationstheorie von George Herbert Mead

George Herbert Mead (1863-1931) ist Begründer einer Sozialtheorie, die menschliches Verhalten als symbolisch vermittelte Wechselbeziehung auffasst und aus diesem Prozess auch die Entstehung von Bewusstsein, Individuum und Gesellschaft erklärt.

Mit einem evolutionstheoretischen Ansatz erklärt Mead die Entstehung der menschlichen Gesellschaft aus der sozialen Abstimmung und Spezifizierung von biologischen Impulsen und physiologischen Trieben. Menschliche Beziehungen weisen einerseits Parallelen zu Tiergemeinschaften auf, andererseits organisieren und entwickeln sie sich aber aufgrund soziokultureller Evolution und gesellschaftlicher Differenzierung weiter. Eine entscheidende Rolle für den Aufbau von menschlichen Institutionen und Gemeinschaftsformen spielt die Entwicklung der Sprache.

Meads Kommunikationstheorie stellt einen wichtigen Bestandteil seiner Sozialpsychologie dar und zeigt die Entwicklung von unbewusster, gebärdenvermittelter Kommunikation hin zu bewusster Kommunikation mittels charakteristischer (Sprach-)Symbole. Das entscheidende Koordinierungs- und Kooperationsprinzip der menschlichen Gesellschaft ist die signifikante vokale Geste. Aus dem sozialen Kontakt mit anderen und der Fähigkeit zur symbolvermittelten Interaktion resultieren schließlich Selbstbewusstsein und Identität eines jeden Einzelnen.

Weiterhin erklärt Mead kommunikatives Geschehen als grundlegenden sozialen Kooperationsprozess zwischen mindestens zwei Personen, der sowohl nonverbales Verhalten als auch bewusste Sprachverwendung beinhaltet. Handeln und Denken wird dabei in Abhängigkeit gestellt. Soziales Ausdrucksverhalten und Handeln ist durch bestimmte Probleme und Umweltreize motiviert und löst wiederum adäquate kognitive Prozesse aus. Kognitive und psychische Vorgänge sind den Erfahrungen des Organismus in seiner Umweltanpassung nachgängig und dienen der erfolgreichen Bewältigung von Verhaltenswiderständen und Handlungsproblemen. Anders ausgedrückt: Das Handeln bestimmt das Denken (und nicht das Denken das Handeln).

Dieses basale Handlungsmodell weist nach Mead folgende vier Phasen auf: Handlungsimpuls, (Distanz-)Wahrnehmung, instinktreduzierte Manipulation und schließlich bedürfnisbefriedigende Handlungsvollendung (Mead (1969)).

Eine Handlung ist dann vollzogen, wenn eine spezifische Reaktionsbereitschaft als Handlungsimpuls auftritt, die eine Phase selektiv aufmerksamer Objektwahrnehmung der Umwelt auslöst, worauf eine Phase der (taktilen) Manipulation des ausgewählten Objektes folgt und diese schließlich in die Phase der (strategischen) Handlungsrealisierung übergeht. Eine wichtige Rolle kommt dabei der Auge-Hand-Koordination zu, denn letztlich sind die Wirklichkeit der Sinneswahrnehmung und die Objektkonstitution in der Kontakterfahrung begründet.

In kommunikationstheoretischer Engführung liegt die maßgebliche und immer noch aktuelle Bedeutung von Meads Gesamtwerk in seiner Theorie der Gebärde als Teil einer Sozialhandlung, seiner Theorie der Genese von Sinn und Bedeutung, der Sprachentstehung in Form einer Theorie signifikanter Symbole und mithin einem Erklärungsansatz zur Lösung des Problems der (sprachlichen) Intersubjektivität sowie in seiner sozialbehavioristisch begründeten Identitätstheorie (Krallmann et al. (2001)).

2.8 Die selbstreferentielle Kommunikationstheorie Niklas Luhmanns

„Kommunikation ist unwahrscheinlich" (Luhmann (1993), S. 26). Niklas Luhman geht in seiner Theorie von drei wesentlichen Unwahrscheinlichkeiten in der Kommunikation aus. So ist es nach Luhmann unwahrscheinlich, dass die Information vom Empfänger verstanden wird. Diese Unwahrscheinlichkeit wird noch verstärkt, wenn sich zwischen dem Sender und dem Empfänger eine räumliche bzw. zeitliche Differenz befindet, wie es zum Beispiel bei einer Kommunikation auf schriftlichem Wege der Fall ist. Die zweite Unwahrscheinlichkeit besteht nach Luhmann darin, dass der Empfänger dem Sender Aufmerksamkeit schenkt. Dies ist häufig bei Vorträgen zu beobachten. Die Aufmerksamkeit lässt nach einiger Zeit spürbar nach. Luhmann nennt als dritte Unwahrscheinlichkeit, dass die mittels Kommunikation übertragene Information vom Empfänger akzeptiert wird. Da der Mensch für sich persönlich unwichtige Informationen gar nicht aufnimmt, ist es nach Luhmann fraglich, ob die gesendete Information überhaupt aufgenommen wird. In seinen weiteren Überlegungen geht Luhmann der Frage nach, wie eine unwahrscheinliche Kommunikation doch noch ermöglicht werden kann (Krallmann et al. (2001)).

Die in diesem Abschnitt kurz angesprochenen Modelle bilden nur einen kleinen Teil der in der Literatur vorhandenen Ansätze, von denen eine Vielzahl existiert. Einige dieser Ansätze lassen sich in der Risikokommunikation wiederfinden.

3. Ursachen und Ziele der Risikokommunikation

In der Regel ist Risikokommunikation anlaßbezogen. Sie beginnt entweder mit erwartbaren oder tatsächlichen Differenzen bei der Risikobewertung. Instrumentelle Ziele der Risikokommunikation sind:

* die Vermeidung von Konfliktverschärfungen bei Auseinandersetzungen über Risiken;
* die Minimierung von Bewertungsdifferenzen oder zumindest die Herstellung eines rationalen Dissenses über die Differenzen.

Darüber hinaus wird mit Risikokommunikation auch ein terminales Ziel verfolgt. Risikokommunikation als Teil des Risikomanagements zielt auf eine gerechte Verteilung von Risiken bzw. Maßnahmen zur Risikoreduktion ab, die pareto-optimal sind (unter einem Pareto-Optimum versteht man einen Zustand, bei dem Produktion und Einkommensverteilung nicht verändert werden können, ohne dass bei der Umverteilung ein Wirtschaftssubjekt seinen Nutzen auf Kosten eines anderen erhöht). Differenzen über Risiken sind in einer modernen Gesellschaft unvermeidbar. Ein gesellschaftliches Einvernehmen ist zwar anzustreben, kann aber nicht wirklich erreicht werden (Luhmann (1983)). Ebenso unrealistisch wie die Idee des Nullrisikos ist die Vorstellung einer konfliktfreien Risikokommunikation. Ob und inwieweit Differenzen über Risikobewertungen zu Konflikten führen und ob diese eskalieren, hängt wesentlich von der Art und Weise ab, in der über diese Differenzen kommuniziert wird.

4. Das Gelingen von Risikokommunikation

Risikokommunikation sollte helfen, die Rechtmäßigkeit von Entscheidungen zu sichern, die auf die Vorsorge, Vermeidung und Bewältigung von Risiken aus sind. Dabei ist vom ALARA-Prinzip (ALARA = As Low As Reasonable Achievable) auszugehen. Das National Research Council (NRC) definiert den Erfolg von Risikokommunikation (NRC (1989)), indem es sowohl die Verbesserung des Verstehens von Risikolagen als auch die Befriedigung vorhandener Informationsbedürfnisse betont. Wesentlich an dieser Definition ist, dass der Erfolg der Kommunikation nicht anwendungs- oder handlungsbezogen formuliert wird. Es geht allein um ein besseres Verständnis der Risikopotentiale seitens der Empfänger, da ihnen so eine entscheidende Rolle bei der Bewertung des Kommunikationserfolgs zukommt. Zusätzlich wird festgehalten (NRC (1989), S. 26 ff.):

* „Risikokommunikation führt nicht immer zu besseren Entscheidungen, weil Risikokommunikation nur ein Teil des Risikomanagementprozesses ist."
* „Erfolgreiche Risikokommunikation muss nicht notwendigerweise zu einem Konsens führen oder zu einheitlichen Verhalten gegenüber der Risikoquelle."
* „Expertenaussagen sind zwar ein notwendiger Bestandteil des Risikokommunikationsprozesses, aber für den Erfolg des Prozesses nicht hinreichend."

Es gibt demnach keine einfache Definition für den Erfolg von Risikokommunikation. Was als Erfolg gilt, ist abhängig von den zugrundegelegten Maßstäben. Dabei spielen auch das zugrunde gelegte Risikokonzept (Fischhoff et al, (1984)), die bevorzugte Art der Risikobewertung (die vier Varianten sind: Formale Kosten-Risiko-Nutzen-Bewertungen, Orientierung an revealed preferences, Orientierung an natürlichen Belastungen, Orientierung an expressed preferences. (siehe

Fischhoff et al. (1981), Shrader-Frechette (1991)), die gewählte Intention von Kommunikation (Empowerment versus Information und Aufklärung, siehe auch Fisher (1991)) sowie das Verständnis von Demokratie (u.a. das Verhältnis von direkter zu repräsentativer Demokratie (Münch (1996) über Risikopolitik)) eine Rolle. Wie gesehen, gibt es weder ein Null-Risiko noch Null-Konflikte über Risiken. Folgende Kriterien für den Erfolg von Risikokommunikation lassen sich angeben:

- die Reduktion von Risiken nach dem ALARA-Prinzip
- die gerechtere, weil pareto-optimale Verteilung von Risiken,
- die Eingrenzung/Minderung von gesellschaftlichen Auseinandersetzungen über Risiken,
- die Rückholung von Auseinandersetzungen über Risiken in einen rationalen Diskurs sowie
- die Legitimation von Risikozumutungen.

5. Divergenzen bei der Risikobewertung

Die Risikobewertung wird als eine entscheidende Frage der Risikokommunikation angesehen. Zwei Perspektiven auf Bewertungsdifferenzen sind dabei in der Literatur zu finden: zum einen der Laien-Experten-Vergleich und zum anderen ein Anspruchsgruppen-Modell.

5.1 Bewertungsdivergenzen zwischen Laien und Experten

Risikokommunikation ist dann besonders schwierig, wenn die Beteiligten von unterschiedlichen Risikokonzepten ausgehen. Dabei spielt die Laien-Experten-Differenz eine sehr große Rolle (Jungermann et al. (1993), Slovic (1987), Renn et al. (1997)). Wissenschaftliche Risikoeinschätzungen basieren im wesentlichen auf zu erwartenden Schäden (Todesfälle, Gesundheitsschä-den), versicherungsmathematisch ausgedrückt:

$$\text{Risiko} = \text{Schaden} \times \text{Wahrscheinlichkeit.}$$

Im medizinischen Bereich wird Risiko definiert als die Wahrscheinlichkeit, mit der in einer Population bei einer bestimmten Exposition eine gesundheitliche Schädigung auftritt (Greim (1992)). Laien dagegen nutzen einen zugleich einfacheren und umfangreicheren Risikobegriff, der von der Art der betrachteten Risiken abhängig ist. Zwar spielen bei diesem eher intuitiven Risikokonzept die beiden Aspekte 'Schaden' und 'Wahrscheinlichkeit' ebenfalls eine Rolle, daneben können aber auch andere Beurteilungsmerkmale, wie zum Beispiel das Wissen über ein Risiko, von Bedeutung sein (Harding et al. (1984), Gardner et al. (1989)). Die Frage, ob ein Risiko natürlichen Ursprungs oder aber vom Menschen verursacht ist, kann bei der intuitiven Risikobeurteilung ebenfalls von Bedeutung sein (Kraus et al. (1992)). Weiterhin sind für Laien u.a. das Katastrophenpotential, die Freiwilligkeit oder Unfreiwilligkeit und die Kontrollierbarkeit wesentliche Dimensionen der Risikobewertung. Gerade diese werden aber von Experten bei der Risikobewertung nicht berücksichtigt. Die hieraus resultierenden unterschiedlichen Risikobewertungen sind jeweils nur für die eigene Seite überzeugend, nicht jedoch für die Gegenpartei. Für die Schwierigkeiten bei der Risikokommunikation sind eine Reihe von weiteren Gründen wesentlich (Wiedemann (1991), Döbert (1997)):

- Die Kommunikation baut auf einem Freund-Feind-Schema auf, wobei versucht wird durchzusetzen, dass das eigene (soziale, ökonomische oder faktische) Überleben durch die andere Seite bedroht wird.
- Die Kommunikation wird moralisch festgelegt, weil Erkenntnislücken vorliegen und mit ideologischen Argumenten geführt.
- Vorliegende Interessendifferenzen bedienen sich der Risikokommunikation, ohne sich jedoch auf Risikoargumente reduzieren zu lassen.

Damit ergeben sich grundlegende Probleme bei der Risikokommunikation.

5.2 Ein allgemeines Modell von Bewertungsdifferenzen

Jede Risikobewertung setzt zunächst voraus, dass der zu betrachtende Fall als Risiko beschrieben werden kann. Diese Beschreibung muss weiterhin zweckmäßig und sinnvoll sein. Obwohl es zwar keinen einheitlichen Risikobegriff gibt, lassen sich immer wieder drei Komponenten finden, auf denen die verschiedenen Definitionen aufbauen.
Die erste Komponente bezieht sich auf den befürchteten Schaden, der mit einem Ereignis verknüpft ist.
Die zweite betrifft die Unsicherheit über den Schadensfall - er kann, muss aber nicht eintreten.
Die dritte Komponente nimmt schließlich Bezug auf die Relevanz des potentiellen Schadens: Wie bedeutsam ist er in der gesellschaftlichen Wahrnehmung?
Unabhängig von der jeweiligen konkreten Risikokonzeption gilt jedoch, dass Bewertungen immer Dimensionen verlangen, auf die hin bewertet wird. Neben konkreten Gefahren für Rechtsgüter (z.B. Leben), können mangelnde Sozialverträglichkeit, politische und kulturelle Fehlentwicklungen bis hin zum Verfall von Wertvorstellungen und zu unvorhersehbarem sozialen und kulturellen Wandel als Schadensbereiche aufgeführt werden. Darüber hinaus lassen sich bei der Risikobewertung verschiedene Ebenen der Argumentation unterscheiden:

1. Weltanschauungen als Argumente zur Bewertung des Risikos,
2. Aussagen über Selbst- und Fremdbilder der beteiligten Akteure,
3. Wissenschaftliche Argumente zur Bewertung des Risikos,
4. Laienargumente zur Bewertung des Risikos,
5. Aussagen über Wege und Ziele (was ist erforderlich),
6. Aussagen zu Fairness und Gerechtigkeit bei Entscheidungen und Vorgehensweisen.

Für diese Vielschichtigkeit der Argumentation sei nur ein Beispiel aufgeführt. In der Diskussion um die Risikopotentiale von elektromagnetischen Feldern (EMF) geht es – wie im Vortrag von Frau Dr. Gabriele Berg anlässlich der 3. Präsenzphase des Weiterbildenden Fernstudiums Angewandte Gesundheitswissenschaften in Bielefeld gehört - z.B. um epidemiologische Studien und Laborexperimente, Erfahrungen von Elektrosensiblen, den Umgang mit falsch positiven und falsch negativen Ergebnissen sowie die Umkehr der Beweislast (Shrader-Frechette (1991)). Für die Bewertung von Risiken gibt es außerdem verschiedene Verfahren: Es kann per Gerichtsverfahren entschieden werden, Diskurse mit Betroffenen und Interessierten oder Volksabstimmungen können durchgeführt werden. Schließlich können Experten entscheiden oder Entscheidungsträger durch Erlass. Diese Verfahren beruhen auf verschiedenen Überlegungen und finden unterschiedliche Zustimmung. Versucht man die Bewertungsdifferenzen bei der Risikokommunikation zu ordnen, so betreffen diese unterschiedlichen Auffassungen in Bezug auf die Richtigkeit, die Relevanz oder die Angemessenheit von:

- der Verteilung von Risiken, Kosten und Nutzen,
- den zugrundeliegenden Daten, Statistiken und Schätzwerten,
- Zumutbarkeiten von Risiken,
- den verwendeten Annahmen, Definitionen und Modelle,
- der Bedeutsamkeit von Werten und Grundorientierungen,
- der Argumentationsmuster,
- der Berechtigung von beteiligten Interessen und
- der Kosten- und Nutzenabwägungen,
- der Entscheidungsverfahren

(von Winterfeldt et al. (1984), Wiedemann et al. (1991)). Experten und Wissenschaftlern kommt deshalb keine besonders bevorrechtigte Rolle bei der Risikokommunikation zu. Medien, Öffentlichkeit, Politik, Wirtschaft und Verwaltung sind grundsätzlich gleichberechtigte Kommunikationspartner. Hier bezieht sich Risikokommunikation eben auch auf weltanschauliche, ethische und praktische Fragen und geht weit über eine rein wissenschaftliche Diskussion hinaus. Es zählen Werte, Ansprüche und Interessen, für deren Abwägung es keine allgemein akzeptierten Standards gibt.

6. Gattungen von Risikokommunikation

In Anlehnung an Flusser (1996) lassen sich allgemein zwei Gattungen von Risikokommunikation unterscheiden. Zum einen sind es Risikodialoge, die der Erzeugung von Risikowissen dienen. Hier kommunizieren Wissenschaftler, Ingenieure und andere Experten, um gemeinsam zu einer Risikobewertung zu kommen. Zum anderen sind es Risikodiskurse, die auf die Vermittlung und Diskussion von Risikowissen in der Öffentlichkeit abzielen. Der hier verwendete Diskursbegriff unterscheidet sich vom Habermas´schen Diskurskonzept, indem gerade keine ideale Sprechsituation unterstellt wird. Hier ist der Kreis der Beteiligten wesentlich größer und die Einstellungen und Werthaltungen sowie die Wissensgrundlagen der beteiligten Gruppen sind differenzierter. Die Schaffung von Risikowissen, d.h. die Erarbeitung von Risikoabschätzungen ist immer mit dem Problem der Unsicherheit verknüpft: Unsicherheit darüber, ob die Modelle und Theorien, auf denen die Risikobewertung beruht, vollständig und richtig sind und darüber, ob die vorhandenen Daten auch gültig und zuverlässig sind. Die wesentlichsten Streitpunkte bei Risikodialogen sind:

- Modelle und Theorien
- Datenlagen
- Unsicherheiten
- Schätzungen
- Referenzwerte zur Risikobewertung
- Definitionen und Annahmen.

Damit ergeben sich auch Streitpunkte für die Risikokommunikation.

6.1 Koordination von Risikodialogen und –diskursen

Risikodiskurse und -dialoge können unterschiedlich zusammengebracht und ausgeführt werden. Dialoge als „Closed Shop" sichern zwar Kompetenz, verstoßen aber gegen das Prinzip der Wertberücksichtigung. Offene Dialoge beziehen dagegen Experten mit unterschiedlichen Werten ein. Dabei treten meist auch Probleme auf, denn es kann nicht immer unterstellt werden, dass alle Teilnehmer an solchen auf die Schaffung von Wissen gerichteten Dialogen an wohlausgewogenen, sachlich mit guten Gründen vertretbaren Risikobeurteilungen interessiert sind. Sowohl die Mobilisierung der öffentlichen Meinung gegen ein Risiko als auch die Durchsetzung der Duldung eines Risikos gelingen aufgrund von Halbwahrheiten besser als aufgrund abgewogener wissensbasierter Urteile (Döbert (1997)). Noch schwieriger ist die Organisation von Diskursen, gerade weil sie Personen und Gruppen mit unterschiedlichem Wissen, Interessen und Werten berücksichtigen (Renn et al. (1995), Köberle et al. (1997)). Risikoinformationen liegen in wissenschaftlichen Diskussionen oft als Zahlenwerke vor und beziehen sich auf fachwissenschaftliche Konzepte, Modelle und Theorien. Daraus ergibt sich ein Vermittlungsproblem (Femers (1993)), wenn über den Kreis der Experten hinaus andere Zielgruppen angesprochen werden sollen. Facetten dieses Vermittlungsproblems sind u.a. die folgenden Fragen:

- Wie können Risikoinformationen alltagssprachlich "übersetzt" werden? Wie können komplexe Zusammenhänge prägnant und ohne Informationsverluste dargestellt werden?
- Wie können die praktischen Fragen der Menschen sinnvoll beantwortet werden, ohne die wissenschaftliche Basis zu verlassen?

Insbesondere macht „aufklären" Probleme, da es auf eine Einstellungsänderung auf der Empfängerseite aus ist. Hier entsteht oft Widerstand. Ergebnisoffene und damit echte Diskurse sind weitgehend frei von diesem Problem. Beispiele hierfür sind Runde Tische und Mediationsverfahren. In solchen Fällen geht der Kommunikator davon aus, dass erst durch Kommunikation (via verhandeln) eine abschließende Risikobewertung - als Ergebnis der gemeinsamen Erörterungen – möglich wird. Grundlage solcher Verhandlungen sind sowohl Fairness in der Kommunikation als auch die Sicherung der Kompetenz bei Risikobewertungen.

6.2 Risikoaufklärung

Bei der Aufklärung über Risiken als einem speziellen Part von Risikodiskursen unterscheidet man zwei Fälle: Warnen und Entwarnen. In beiden Fällen geht der Kommunikator davon aus, dass beim Empfänger seiner Botschaft ein Wissensdefizit oder eine verzerrte Bewertung vorliegt, die verändert werden soll:

- Im Falle des Warnens ist das Ziel der Kommunikation eine Risikoreduktion. Es geht um die Risikominimierung zum Schutz der eigenen Person, anderer oder der Umwelt.
- Im Falle des Entwarnens geht es um die Reduzierung von unangemessenen Besorgnissen und Ängsten. Ziel ist die Vermittlung einer angemessenen Bewertung von Risikolagen.

In beiden Fällen - beim Warnen wie beim Entwarnen - ist das grundlegende Problem die Legitimation: Was berechtigt den Kommunikator dazu, davon auszugehen, dass seine Risikobewertung gültiger ist als die des Empfängers? Allerdings ist dieses Problem beim Entwarnen besonders kritisch.

7. Ansätze zur Verbesserung der institutionellen Risikokommunikation

Risikokommunikation von Organisationen und Forschungseinrichtungen ist eine Dienstleistung. Die Dienstleistung „Risikokommunikation" (RK) kann auch unter der Fragestellung des Qualitätsmanagements (Total Quality Management = TQM) betrachtet werden. Im TQM werden fünf Stufen des Prozessmanagements (Petrick et al. (1995), Zink (1995)) unterschieden, die sich etwas abgewandelt auch auf die Risikokommunikation anwenden lassen:

- Prozessverantwortung
- Verständnis des Prozesses
- Messung des Prozesses
- Beherrschung des Prozesses
- Verbesserung von Prozessen.

Bei der Risikokommunikation ist die Prozessverantwortung im Unterschied zu Produktionsprozessen, auf die TQM abzielt, nur teilweise in den Händen von Behörden und Institutionen. Andere wissenschaftliche Institutionen, NGO's (Non-Governmental Organizations), Medien, verschiedenste Berater und Berufsgruppen (Ärzte, Baubiologen usw.) sowie die Industrie tragen zur Risikokommunikation bei. Der Gesamtprozess ist wenig abgestimmt und durch Wettbewerb am Meinungsmarkt charakterisiert. Gegenwärtig herrscht folgendes Dilemma: Die oberen Bundesbehörden wie die Institute des ehemaligen Bundesgesundheitsamtes (BGA) haben keinen politischen Auftrag zur Risikokommunikation. Sie geraten aber, wenn Diskussionen um Risiken eskalieren (z.B. beim BSE-Thema), in einen Zwiespalt. Jede Diskussion darüber, wie Risikokommunikation verbessert werden kann, erfordert deshalb zu allererst eine politische Entscheidung, ob und wie die oberen Bundesbehörden Risikokommunikation betreiben sollen. Wird dies bejaht, so sind in den Institutionen, die diesen Auftrag bekommen, zunächst Leitbilder zu entwickeln, die festlegen, welche Aufgaben wie bei der Risikokommunikation zu übernehmen sind. Dabei geht es um Bereitstellung von risikobezogenen Daten, Entwicklung von RK-Ressourcen sowie Organisation von RK-Prozessen für wesentliche Risikothemen. In Abhängigkeit vom Anlass der Risikokommunikation sind diese Prozesse auf verschiedene Weise zu gestalten. Die einzelnen Institutionen müssen definieren, für welche Themen sie Risikokommunikation übernehmen. Im Folgenden können dann Überlegungen und Maßnahmen zur Verbesserung von Risikokommunikation abgeleitet werden. Dabei ist von den vorhandenen Kommunikationsproblemen auszugehen:

- solchen, die aus der Sache erwachsen,
- solchen, die den Umständen und Bedingungen der gesellschaftlichen Kommunikation über Risiken zuzuschreiben sind und
- solchen, die Probleme des Kommunikators sind.

Das Prozessverständnis:

Die einschlägige Literatur (NRC (1989), Gutteling et al. ((1996)) zeigt, dass die Probleme der Risikokommunikation hinlänglich verstanden sind. Sachlich trifft Risikokommunikation auf teilweise recht große Unsicherheitsspannen, die zu unterschiedlichen Bewertungen führen können. Solche Unsicherheiten können aus verschiedenen Modellannahmen, unvollständigen Daten, Messproblemen und Extrapolationsmöglichkeiten erwachsen (Rowe (1994), Morgan et al. (1990)). Daraus resultieren Bewertungsdifferenzen unter Wissenschaftlern, die wiederum widersprüchliche Risikobotschaften zum Ergebnis haben können. Weiterhin besteht die Problematik unterschiedlicher Schadensdefinitionen. Im Gesundheitsbereich reicht dies von der Mortalität über die Morbidität bis hin zu Beschwerden und Reizungen (Neus et al. (1997)). Darüber hinaus bestehen bei der Risikokommunikation u.U. Beziehungsprobleme. Die Akteure konkurrieren aufgrund unterschiedlicher Interessen miteinander. Diese Interessengegensätze werden von den Medien verstärkt und führen aufgrund der Resonanz der Politik dann zu schiefen, d.h. zwar möglicherweise zu politisch rationalen, aber wissenschaftlich nichtrationalen Entscheidungen. Neben psychologischen spielen soziale Faktoren eine Rolle. Es geht um "Vertrauen in den Risikokontrolleur" oder "Vertrauen in die Angemessenheit der bestehenden Sicherheitsstandards" (Bord et al. (1990), Stolwijk et al. (1985), MacGregor et al. (1989), Slovic et al. (1989), U.S. Congress - OTA (1992)) Diese Überlegungen verweisen auf den Institutionenansatz von Brian Wynne (1982). Wynne betont, dass in die Wahrnehmung und Bewertung der Risiken immer die Bewertung der für die Risikokontrolle zuständigen Institutionen einfließt. In vielen Fällen besteht ein Legitimationsproblem: Durch welches Verfahren sind Risikoentscheidungen und -zumutungen zu rechtfertigen: durch Mehrheitsentscheidungen, Expertenurteil, Diskurse oder Gerichtsurteile? Immer wieder zu einem Problem führt auch das Aufeinandertreffen der unterschiedlichen Risikokonzepte: Was für den einen ein Risiko ist, bleibt für den anderen eine Gefahr, die so weit wie möglich zu minimieren ist. In eher organisatorischer Sicht erwachsen Risikokommunikationsprobleme aus Glaubwürdigkeitsproblemen mit der Öffentlichkeit, aus mangelnden Absprachen zwischen Behörden, aus Ressourcenmängeln (Zeit, Personal und Finanzen), aus Verständigungsproblemen zwischen Experten verschiedener Disziplinen und aus mangelndem Wissen über gute bzw. geeignete RK-Verfahren.

Messung des Prozesses:

Bislang gibt es noch keine systematische, mengen- und fallbezogene Bewertung von Risikokommunikation in Deutschland, die konkret die Stärken und Schwächen behördlicher Risikokommunikation zeigt (Jungermann et al. (1991), Fertmann et al. (1996)). Der Aufbau von Evaluationsverfahren und deren Einsatz ist ein notwendiger und unverzichtbarer Schritt.

Beherrschung und Verbesserung des Prozesses:

Die Beherrschung und Verbesserung bezieht sich auf die Erbringung der eigenen Dienstleistung im Prozess der gesellschaftlichen Risikokommunikation. Dabei sind strukturelle und institutionelle sowie organisatorische Verbesserungen und Forschungs- und Entwicklungsprogramme von besonderer Bedeutung.

15

8. Vorschläge für die Verbesserung der Risikokommunikation

8.1 Strukturelle und institutionelle Verbesserungen

Um Transparenz bei Bewertungsfragen zu sichern, sollten die vorhandenen Informations- und Kommunikationssysteme vernetzt werden. Sie sollten der breiten Öffentlichkeit zugänglich gemacht werden. Gleiches gilt für Risikoregulationen zu wichtigen Themen. Dabei sollten neben konkreten Risikoinformationen sowohl Konzepte als auch nationale und internationale Regulationen zugänglich gemacht werden. Bereits vorhandene Kommunikations- und Informationssysteme (Datenbanken, Mailboxsysteme, Internet) sollten schrittweise ausgebaut und vernetzt werden.

Ein weiterer Punkt ist der Aufbau eines Kompetenzzentrums für Risikokommunikation. Dieses Zentrum könnte als Dienstleister für die verschiedensten Institutionen – auch öffentliche Institutionen - in Sachen Risikokommunikation sowohl konzeptionelle als auch praktische Hilfestellung leisten. Im Zentrum steht der Aufbau von Verfahrenskompetenz für Risikokommunikation: Zum einen geht es um bestimmte Diskussionsformen (Runde Tische und andere Formen der Partizipation), zum anderen aber auch um die Beherrschung darin eingelagerter Kommunikationssituationen (z.b. Organisation von Expertenhearings).

Ein weiterer denkbarer Ansatz wäre der Zusammenschluss der Informationssysteme über Experten. Institutionen wie das GSF-Forschungszentrum für Umwelt und Gesundheit bieten seit geraumer Zeit Hilfe bei der Suche nach geeigneten Experten an. Die verschiedenen Ansätze sind zusammenzuführen und ein umfassender Wegweiser bei der Expertensuche zu erstellen. Über geeignete Marketing-Aktivitäten sollte dieser Wegweiser in der Öffentlichkeit und bei den Medien bekannt gemacht werden.

8.2 Organisatorische Verbesserungen

Bei den Institutionen, die aktiv Risikokommunikation betreiben, besteht der nächste Schritt in der Erarbeitung von Leitbildern. Festgelegt werden sollten Verantwortlichkeiten, Ziele und Standards zur Qualitätssicherung.

In den einzelnen Institutionen sollte der Aufbau eines TQM-Ansatzes für Risikokommunikation betrieben werden. Notwendig ist ein Benchmarking-Ansatz, der problembezogen „Gute Praxis Risikokommunikation" ermittelt, Stärken/Schwächen der RK in Deutschland erfasst und entsprechende Entwicklungsziele definiert.

Institutionen sollten für gesellschaftliche Risikoprobleme ein professionelles Erkennungs- und Bewertungssystem entwickeln. Die Entwicklung der 5-8 wichtigsten gesellschaftlichen Risikothemen sollte hier systematisch erfasst und fortlaufend bewertet werden.

Analog zu der geplanten Nationalen Umweltkommission ist eine Einrichtung zu schaffen, die den NGO's in Deutschland die Gelegenheit gibt, ihre Ansichten und Vorstellungen zu Risikobewertungen vorzutragen und die so eine Plattform für Information bildet.

In Zusammenarbeit mit vorhandenen Institutionen sind für bundesweite- und überregionale Risikodebatten Einrichtungen und Personen zu erfassen, die als Mediatoren bei Auseinandersetzungen zwischen Behörden und gesellschaftlichen Gruppen fungieren können. In diesem Zusammenhang wären auch Qualitätskriterien für Konfliktmediation zu definieren.

Um aus Problemen und Kontroversen zu lernen und die Praxis der Risikokommunikation zu verbessern, sind einfache Verfahren für die Evaluation zu entwickeln, die ohne großen Aufwand in der Praxis umgesetzt werden können.

8.3 Forschung und Entwicklung

Bislang ist unklar, welche Rechtsansprüche an Behörden oder Institutionen sich aus einem verstärkten Risikokommunikations-Engagement entwickeln können. Deshalb ist im Sinne einer Technikfolgenabschätzung zu ermitteln, ob und welche rechtsrelevanten Ansprüche einer transparenten, frühzeitigen und umfassenden Risikokommunikation entgegenstehen.

Als letztes müssten empirische Untersuchungen zur Verbesserung des Verständnisses von Risiken durchgeführt werden. Dabei geht es um die Analyse, wie mittels geeigneter Risikoindikatoren, Risikovergleiche und dem Aufbau von Risikotexten das Verständnis von Risikolagen verbessert werden kann.

9. Literatur

Akademie der Wissenschaften zu Berlin (1992): Umweltstandards. De Gruyter-Verlag, Berlin.

Bord, R.J. & O'Connor, R.E. (1990): Risk communication, knowledge, and attituds explaining reactions to a technology perceived as risky. Risk Analysis – An International Journal, Nr. 10, S. 499-506.

Burns, W.J.; Slovic, P.; Kasperson, R.E.; Kasperson, J.X.; Renn, O. & Emani, S. (1993): Incorporating structural models into research on the social amplification of risk: Implications for theory construction and decision making. Risk Analysis – An International Journal, Nr. 13, S. 611-624.

Daele, van den W. (1994): Technikfolgenabschätzung als politisches Experiment. Berlin: Wissenschaftszentrum Berlin. Discussion paper FS II 94-301; (gekürzt) abgedruckt in: G. Bechmann, T. Petermann (Hg.), Interdisziplinäre Technikforschung. Campus-Verlag, Frankfurt/M.. S. 111-146.

Daele, van den W. (1991): Risikokommunikation: Gentechnologie. In: H. Jungermann, B. Rohrmann & P.M. Wiedemann (Hg.), Risikokontroversen. Konzepte, Konflikte, Kommunikation. Springer Verlag, Berlin. S. 11-63.

Döbert, R. (1997): Rationalitätsdimensionen von partizipativer Technikfolgenabschätzung. In: S. Köberle, F. Gloede & L. Hennen (Hg.), Diskursive Verständigung? Mediation und Partizipation in Technikkontroversen. Nomos-Verlag, Baden-Baden. S. 200-214.

Femers, S. (1993): Information über technische Risiken. Zur Rolle der fehlenden direkten Erfahrbarkeit von Risiken und den Effekten abstrakter und konkreter Informationen. Europäische Hochschulschriften Reihe 22, Bd. 244. Peter Lang Verlag, Frankfurt/M.

Fertmann, R., Hentschel, S., Spannhake, K. (1996): Risikokommunikation im Arbeitsfeld Gesundheit und Umwelt. Projektbericht. Behörde für Arbeit, Gesundheit und Soziales, Hamburg.

Fischhoff, B.; Watson, S.R. & Hope, C. (1984): Defining risk. Policy Sciences, 17, S. 123-139.

Fischhoff, B.; Lichtenstein, S.; Slovic, P.; Derby, St.L. & Kenney, R.L. (1981): Acceptable risk. Cambridge University Press, Cambridge.

Fisher, A. (1991): Risk communication challenges. Risk Analysis – An International Journal, Nr.11, S. 173-179.

Flusser, V. (1996): Kommunikologie. Bollmann-Verlag, Mannheim.

Gardner, G.T. & Gould, L.C. (1989): Public perceptions of the risks and benefits of technology. Risk Analysis – An International Journal, Nr. 9, S. 225-242.

Greim, H. (1992): Umwelttoxikologie. In: H.E. Wichmann, H.W. Schlipköter & G. Fülgraff (Hg.), Handbuch der Umweltmedizin: Toxikologie, Epidemiologie, Hygiene, Belastungen, Wirkungen, Diagnostik, Prophylaxe. Ecomed Verlag, Landsberg.

Gripp-Hagelstange, H. (1997): Niklas Luhmann – Eine Einführung. Fink-Verlag, München.

Gutteling, J.M. & Wiegman, O. (1996): Exploring risk communication. Kluwer Academic Publishers, Dordrecht.

Habermas, J. (1987): Theorie des kommunikativen Handelns; Bd.1; 4. Auflage. Suhrkamp-Verlag, Frankfurt/M.

Harding, C.M. & Eiser, J.R. (1984): Characterizing the perceived risk of some health issues. Risk Analysis – An International Journal, Nr. 4, S. 131-141.

Heine, H. & Mautz, R. (1995): Öffnung der Wagenburg? Antworten von Chemiemanagern auf ökologische Kritik. Edition sigma, Berlin.

Hubig, C. (1995): Dissensmanagement aus philosophischer Sicht. In: K. Holzinger & H. Weidner (Hg.), Alternative Konfliktregelungsverfahren bei der Planung und Implementation großtechnischer Anlagen. Dokumentation der Statuskonferenz vom 17./18.11.1995 im WZB. FS II 96-301.

Jungermann, H. & Slovic, P. (1993): Charakteristika individueller Risikowahrnehmung. In: Bayerische Rück (Hg.), Risiko ist ein Konstrukt. Wahrnehmungen zur Risikowahrnehmung. Knesebeck Verlag, München. S. 89-107.

Jungermann, H.; Rohrmann, B. & Wiedemann, P.M. (1991): Risiko-Kontroversen. Konzepte, Konflikte, Kommunikation. Springer Verlag, Berlin.

Kasperson, R.E. (1992): The social amplification of risk: Progress in developing an intergrative framework. Praeger, Westport.

Köberle, S.; Gloede, F. & Hennen, L. (1997): Diskursive Verständigung? Mediation und Partizipation in Technikkontroversen. Nomos-Verlag, Baden-Baden.

Krallmann, D.; Ziemann, A. (2001); Grundkurs Kommunikationswissenschaft. Fink-Verlag, München.

Kraus, N.; Malmfors, T. & Slovic, P. (1992): Intuitive toxicology: Expert and lay judgments of chemical risks. Risk Analysis – An International Journal, Nr. 12, S. 215-232.

Krimsky, S. & Plough, A. (1988): Environmental hazards: Communicating risks as a social process. Auburn House Publishing Company, Dover.

Luhmann, N. (1983): Legitimation durch Verfahren. 3. Auflage. Suhrkamp-Verlag, Frankfurt/M.

Luhmann, N. (1993): Soziologische Aufklärung 3: Soziales System, Gesellschaft, Organisation; 3. Auflage ; Westdeutscher Verlag, Opladen.

MacGregor, D.G. & Slovic, P. (1989): Perception of risk in automotive systems. Human Factors and Ergonomics in Manufacturing, Nr. 31, 4, S. 377-389.

Mead, G. (1969): Philosophie der Sozialität. Aufsätze zur Erkenntnisanthropologie. Vorwort von Hansfried Kellner. Suhrkamp-Verlag, Frankfurt/M. S. 128f.

Morgan, M.G. & Henrion, M. (1990): Uncertainty: A guide to dealing with uncertainty in quantitative risk and policy analyses. Cambridge University Press, Cambridge.

Münch, R. (1996) Risikopolitik. Suhrkamp-Verlag, Frankfurt/M.

Naschold, F. (1988): Kommunikationstheorien; in: Langenbucher, W.(Hrsg.); Publizistik- und Kommunikationswissenschaft: Ein Textbuch zur Einführung in ihre Teildisziplinen; Wilhelm-Braumüller-Verlag, Wien. S. 40- 81

National Research Council (1989): Improving risk communication. National Academic Press, Washington.

National Research Council (1996): Understanding risk. Informing decisions in a democratic Society. National Academic Press, Washington.

Neus, H.; Ollroge, I.; Schmid-Höpfner, S. & Kappos, A. (1997): Zur Harmonisierung gesundheitsbezogener Umweltstandards - Probleme und Lösungsansätze. Behörde für Arbeit, Gesundheit und Soziales, Hamburg.

Nothdurft, W. (1995): Konfliktstoff. Gesprächsanalyse zur Konfliktrekonstruktion in Schlichtungsgesprächen. de Gruyter-Verlag, Berlin.

Obermeier (1999), Die Kunst der Risikokommunikation. Gerling Akademie Verlag, München.

Petrick, K. & Eggert, R. (1995): Umwelt- und Qualitätsmanagementsysteme. Eine gemeinsame Herausforderung. Carl Hanser Verlag, München.

Renn, O. & Zwick, M.M. (1997): Risiko- und Technikakzeptanz. Enquete-Kommission „Schutz des Menschen und der Umwelt" des 13. Deutschen Bundestages (Hg.). Springer-Verlag, Berlin.

Renn, O.; Webler, Th. & Wiedemann, P.M. (1995): Novel approaches to public participation in environmental decision making. Kluwer Academic Publishers, Dordrecht.

Rowe, W.D. (1994): Understanding uncertainty. Risk Analysis – An International Journal. Nr. 14, S. 743-750.

Schreiber, E.(1990): Repetitorium Kommunikationswissenschaft, 3. Aufl. Verlag Ölschläger, München

Schütz, H.; Wiedemann, P.M. & Gray, P.C.R. (1995): Risk perception of consumer products in germany. Paper presented at the 1995 Anual Meeting of the Society for Risk Analysis (SRA-Europe), 21-24 May 1995, Stuttgart.

Shrader-Frechette, K.S. (1991): Risk and rationality. Philosophical foundations for populist reforms. University of California Press, California.

Slovic, P. (1987): Perception of Risk. Science. Nr. 236, S. 280-285.

Slovic, P.; Kraus, N. & Lappe, H.; Letzel, H.; Malmfors, T. (1989): Risk perception of prescription drugs: Report on a survey in Sweden. In: B. Horrisberger & R. Dinkel (Hrsg.), The perception and management of drug safety risks. Springer-Verlag, Berlin. S. 91-111.

Stolwijk, J.A.J.; DeLuca, D.R. & Gould, L.C. (1985): Public perception of technological risk. In: F. Homburger (Hrsg.), Safety evaluation and regulation of chemicals 2. Karger-Verlag, Basel. S. 166- 185.

The Presidential /Congressional Commission on Risk Assessment and Risk Management. Framework for Environmental Health Risk Management. Final Report Vol. 1. Washington, D.C.

Ungeheuer, G. (1987); Vor-Urteile über Sprechen, Mitteilen und Verstehen. In: ders. (1987); Kommunikationstheoretische Schriften I: Sprechen, Mitteilen und Verstehen. Herausgegeben und eingeleitet von Johann G. Juchem. 1. Auflage. Reader. Aachen

U.S. Congress - OTA (1992): Public perception of food safety. U.S. Congress OTA. A new technological era for american agriculture. Washington, D.C., S. 319-336.

Watzlawick, P. / Beavin, J. / Jackson, D. (1996): Menschliche Kommunikation: Formen, Störungen, Paradoxien; Mental Research Institute Palo Alto, Kalifornien; 9. unveränderte Auflage. Hans-Huber-Verlag, Bern, Göttingen; Toronto, Seattle.

Wiedemann, P.M. (1991): Strategien der Risiko-Kommunikation und ihre Probleme. In: H. Jungermann, B. Rohrmann & P.M. Wiedemann(Hg.), Risikokontroversen. Konzepte, Konflikte, Kommunikation. Springer-Verlag, Berlin. S. 371-395.

Wiedemann, P.M.; Femers, S. & Hennen, L. (1991): Bürgerbeteiligung bei Entsorgungs-wirtschaftlichen Vorhaben. Erich Schmidt Verlag, Berlin.

Wiedemann, P.M. & Schütz, H. (1997): Risikoperzeption und Risikokommunikation in der Umweltmedizin. Zeitschrift für ärztliche Fortbildung, Heft 1, 91. Jg., S. 31-43.

Winterfeldt, D. von & Edwards, W. (1984): Patterns of conflict about risky technologies. Risk Analysis – An International Journal. Nr. 4, S. 55-68.

Wynne, B. (1982): Institutional mythologies and dual societies in the management of risk. In: H.C. Kunreuther & E.V. Ley (Hrsg.), The risk analysis controversy. An institutional perspective. Springer-Verlag, Heidelberg, S. 127-143.

Zilleßen, H.; Dienel, P.C. & Strubelt, W. (1993): Die Modernisierung der Demokratie. Internationale Ansätze. Westdeutscher Verlag, Opladen.

Zink, K.J. (1995): TQM als integratives Managementkonzept. Das Europäische Qualitätsmodell und seine Umsetzung. Carl Hanser Verlag, München.